ALLES ÜBER

Schlaganfall

Anzeichen, Symptome, Ursachen, Arten und Prävention

Dr. Sheila Harrison

Haftungsausschluss

Dieser Inhalt dient der allgemeinen Information über die Erkrankung und soll Sie in die Lage versetzen, bei Bedarf umgehend ärztliche Hilfe in Anspruch zu nehmen, um Komplikationen vorzubeugen. Es muss unbedingt betont werden, dass diese Informationen keinen Ersatz für die Konsultation eines qualifizierten Arztes darstellen. Der Bereich der medizinischen Wissenschaft entwickelt sich ständig weiter und aufgrund der Dynamik des medizinischen Wissens empfehlen wir, den Rat eines Experten einzuholen, wenn Sie auf Unstimmigkeiten stoßen oder beabsichtigen, auf der Grundlage der in diesem Inhalt enthaltenen Informationen Maßnahmen zu ergreifen. Missachten Sie niemals die professionelle medizinische Beratung und verzögern Sie die Behandlung niemals auf der Grundlage von Informationen, die Sie online, einschließlich dieses Materials, oder aus einer anderen Online-Quelle gelesen haben. Denken Sie immer daran, dass das Internet Sie nicht heilen kann. Heilung kommt vielmehr durch die Führung medizinischer Fachkräfte und die Vorsehung Gottes zustande.

Inhaltsverzeichnis

Rezension

Ein Schlaganfall ist für Ihr Gehirn wie ein Herzinfarkt und ein ernster, lebensbedrohlicher Notfall. Schnelles Handeln ist entscheidend, denn Verzögerungen bei der Pflege können zu bleibenden Hirnschäden oder sogar zum Tod führen. Schlaganfälle können für die Betroffenen oder die Menschen in ihrer Umgebung beängstigend sein.

Glücklicherweise gibt es mittlerweile mehr und bessere Behandlungsmöglichkeiten für Schlaganfälle. Fortschritte im Verständnis des Gehirns, verbesserte Bildgebung, Technologie und neue Medikamente tragen zu diesem Fortschritt bei. Wenn Sie bei sich selbst oder bei einer anderen Person Schlaganfall Symptome bemerken, ist es wichtig, sofort einen Arzt aufzusuchen. Je früher eine Person mit einem Schlaganfall behandelt wird, desto wahrscheinlicher ist es, dass die Auswirkungen begrenzt oder umgekehrt werden können.

Eine schnelle Behandlung kann einen erheblichen Unterschied machen und ein potenziell behinderndes oder tödliches Ereignis in etwas besser Beherrschbares verwandeln. Wenn Sie wissen, wie Sie die Anzeichen eines Schlaganfalls erkennen und die richtigen Maßnahmen ergreifen, können Sie Leben retten und Komplikationen reduzieren. Auch eine Änderung des Lebensstils kann dazu beitragen, das Schlaganfallrisiko zu senken. Erfahren Sie mehr über die Arten, frühen Anzeichen, Symptome und Ursachen eines Schlaganfalls und entdecken Sie Möglichkeiten, ihn zu verhindern.

Wer ist von einem Schlaganfall betroffen?

Schlaganfälle können jeden treffen, egal ob Kinder oder Erwachsene, bestimmte Personen sind jedoch einem höheren Risiko ausgesetzt. Schlaganfälle treten im höheren Alter häufiger auf, wobei etwa zwei Drittel bei Menschen über 65 Jahren auftreten.

Bestimmte Erkrankungen können das Schlaganfallrisiko erhöhen. Dazu gehören hoher Blutdruck (Hypertonie), hoher Cholesterinspiegel (Hyperlipidämie), Typ-2-Diabetes und Personen mit einer Vorgeschichte von Schlaganfällen, Herzinfarkten oder unregelmäßigen Herzrhythmen wie Vorhofflimmern.

Wie häufig kommt ein Schlaganfall vor?

Schlaganfälle sind weit verbreitet und gelten weltweit als zweithäufigste Todesursache. In den Vereinigten Staaten sind sie die fünfthäufigste Todesursache. Darüber hinaus sind Schlaganfälle weltweit eine der Hauptursachen für Behinderungen.

Abschnitt 1
Was ist ein Schlaganfall?

Ein Schlaganfall ist eine kritische Erkrankung, die auftritt, wenn ein Teil Ihres Gehirns nicht ausreichend durchblutet ist. Dies ist typischerweise auf eine verstopfte Arterie oder eine Blutung im Gehirn zurückzuführen. Wenn der betroffene Bereich nicht ausreichend mit Blut versorgt wird, beginnen die Gehirnzellen in dieser Region aufgrund von Sauerstoffmangel zu sterben.

DRINGEND: Ein Schlaganfall ist ein kritischer Notfall und die Zeit drängt. Wenn Sie oder jemand in Ihrer Umgebung Symptome eines Schlaganfalls aufweisen, rufen Sie SOFORT 911 (oder die Nummer Ihres örtlichen Notdienstes) an. Eine schnelle Behandlung erhöht die Wahrscheinlichkeit einer Genesung ohne bleibende Behinderung erheblich. Eine Person, die einen Schlaganfall erleidet, kann auf einer Seite eine Muskelschwäche haben. Fordern Sie sie auf, ihre Arme zu heben. Bei einer einseitigen Sehschwäche (die neu auftritt) bleibt ein Arm höher, während der andere durchhängt und sinkt.

Um die Warnzeichen eines Schlaganfalls zu erkennen, merken Sie sich das Akronym SEI **SCHNELL**:

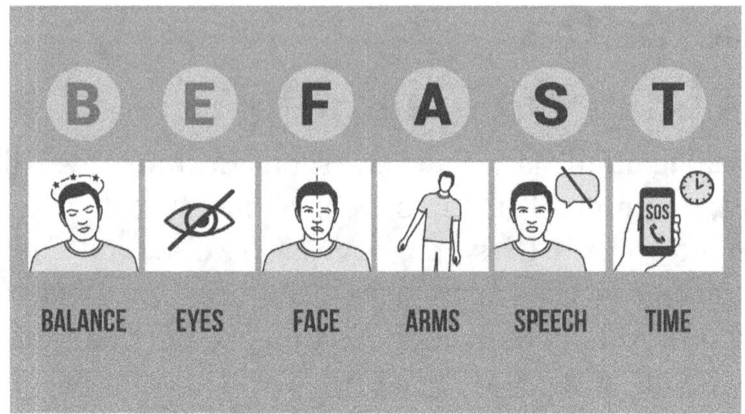

- **B**: Achten Sie auf einen plötzlichen Gleichgewichtsverlust.
- **UND**: Achten Sie auf einen plötzlichen Verlust der Sehkraft auf einem oder beiden Augen. Überprüfen Sie, ob Doppelbilder vorhanden sind
- **F**: Bitten Sie die Person zu lächeln. Achten Sie auf eine Erschlaffung auf einer oder beiden Seiten des Gesichts, was auf Muskelschwäche oder Lähmung hindeutet.
- **A**: Eine Person, die einen Schlaganfall erleidet, leidet häufig an einer einseitigen Muskelschwäche. Bitten Sie sie, die Arme zu heben. Wenn sie eine einseitige Schwäche haben (und sie vorher nicht hatten), bleibt ein Arm höher, während der andere durchhängt und nach unten fällt.
- **S**: Schlaganfälle können die Sprechfähigkeit einer Person beeinträchtigen. Achten Sie auf eindeutige Sprache oder Schwierigkeiten bei der Auswahl der richtigen Wörter.

- **T**: Zeit ist entscheidend, also zögern Sie nicht, Hilfe zu suchen! Überprüfen Sie nach Möglichkeit den Zeitpunkt, zu dem die Symptome auftreten. Die Information eines Gesundheitsdienstleisters über das Auftreten von Symptomen hilft ihm dabei, die am besten geeigneten Behandlungsoptionen zu bestimmen

Wie wirkt sich ein Schlaganfall auf meinen Körper aus?

Schlaganfälle sind für Ihr Gehirn mit einem Herzinfarkt vergleichbar. Bei einem Schlaganfall wird ein Teil Ihres Gehirns nicht mehr mit Blut versorgt, wodurch ihm Sauerstoff entzogen wird. Ohne Sauerstoff kommt es zu einem Sauerstoffmangel der betroffenen Gehirnzellen und sie funktionieren nicht mehr richtig.

Bleiben die Gehirnzellen über einen längeren Zeitraum ohne Sauerstoff, sterben sie ab. Wenn eine ausreichende Anzahl von Gehirnzellen in einem Bereich abstirbt, wird der Schaden irreversibel und führt möglicherweise zum Verlust der von dieser Region kontrollierten Fähigkeiten. Durch die Wiederherstellung der Durchblutung können solche Schäden jedoch verhindert oder zumindest begrenzt werden. Dies unterstreicht die entscheidende Bedeutung der Zeit bei der Behandlung eines Schlaganfalls.

Sektion 2
Arten von Schlaganfällen

Schlaganfälle können durch zwei Hauptmechanismen auftreten: Ischämie und Blutung.

Ischämischer Schlaganfall

Ischämie (ausgesprochen „iss-key-me-uh") tritt auf, wenn Zellen nicht ausreichend durchblutet werden, um sie mit Sauerstoff zu versorgen. Dies geschieht häufig aufgrund einer Verstopfung der Blutgefäße Ihres Gehirns, die zu einer Unterbrechung des Blutflusses führen. Ischämische Schlaganfälle sind am häufigsten und machen etwa 80 % aller Schlaganfälle aus.

Ischämische Schlaganfälle treten typischerweise durch einen der folgenden Mechanismen auf:

- Bildung eines Blutgerinnsels in Ihrem Gehirn (Thrombose).

- Ein Fragment eines Blutgerinnsels, das anderswo in Ihrem Körper entstanden ist, löst sich und wandert durch Ihre Blutgefäße, bis es sich in Ihrem Gehirn festsetzt (Embolie).

- Verstopfung kleiner Gefäße (lakunärer Schlaganfall), die durch unbehandelten, langfristigen hohen Blutdruck (Hypertonie), hohen Cholesterinspiegel (Hyperlipidämie) oder hohen Blutzucker (Typ-2-Diabetes) verursacht werden kann.hoher Cholesterinspiegel (Hyperlipidämie) oder hoher Blutzucker (Typ 2 Diabetes).

- Unbekannte Gründe (sogenannte kryptogene Schlaganfälle; „kryptogen" bedeutet „verborgener Ursprung").

Hämorrhagischer Schlaganfall

Hämorrhagische (ausgesprochen „hem-or-aj-ick") Schlaganfälle führen zu Blutungen in oder um Ihr Gehirn, die auf zwei Arten auftreten:

- Blutung in Ihrem Gehirn (intracerebral): Dies geschieht, wenn ein Blutgefäß in Ihrem Gehirn reißt oder reißt, was zu einer Blutung führt, die Druck auf das umgebende Hirngewebe ausübt.

- Blutung in den Subarachnoidalraum (den Raum zwischen Ihrem Gehirn und seiner äußeren Hülle): Die Arachnoidal Membran, eine dünne Gewebeschicht mit einem spinnennetz artigen Muster, umgibt Ihr Gehirn. Der Bereich zwischen ihm und Ihrem Gehirn ist der Subarachnoidalraum („sub" bedeutet „unter"). Schäden an Blutgefäßen, die durch die Arachnoidal Membran verlaufen, können zu einer Subarachnoidalblutung führen, bei der es zu Blutungen in den Subarachnoidalraum kommt und Druck auf das darunter liegende Hirngewebe ausgeübt wird.

Sektion 3

Symptome eines Schlaganfalls

Eine einfache Möglichkeit, sich die Symptome eines Schlaganfalls zu merken, ist das Wort SCHNELL, das die Bedeutung einer schnellen Behandlung hervorhebt:

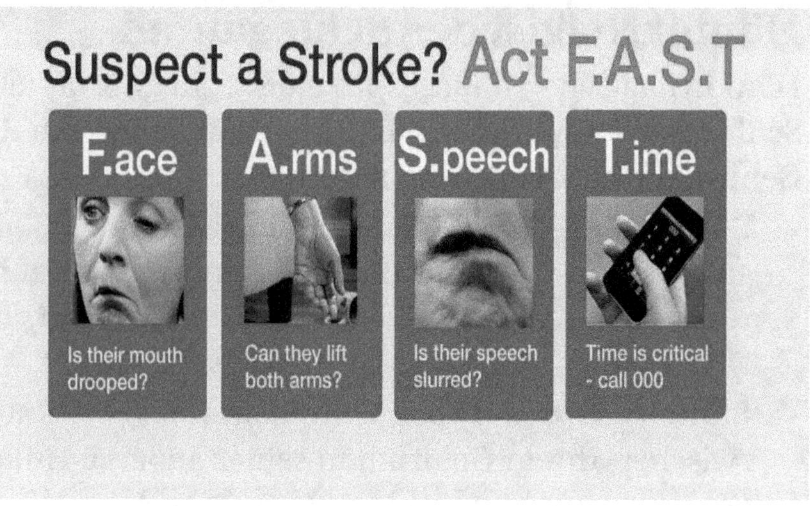

- **F** ist für schlaffes Gesicht,
- **A** ist bei ungleichmäßiger Armschwäche,
- **S** ist für Sprachprobleme und
- **T** ist für die Zeit. Eine schnelle Pflege ist entscheidend.

Die Symptome eines Schlaganfalls variieren je nach betroffenem Bereich des Gehirns, da verschiedene Regionen unterschiedliche Fähigkeiten steuern. Beispielsweise kann ein Schlaganfall, der den Broca-Bereich betrifft, der für die Steuerung der beim Sprechen verwendeten Gesichts- und Handmuskeln verantwortlich ist, zu undeutlichem Sprechen oder Schwierigkeiten beim Sprechen führen.

Zu den Symptomen eines Schlaganfalls können eines oder mehrere der folgenden Symptome gehören:

- Einseitige Schwäche oder Lähmung.
- Aphasie (Schwierigkeiten oder Verlust der Sprechfähigkeit).
- Undeutliches oder verstümmeltes Sprechen (Dysarthrie).
- Verlust der Muskelkontrolle auf der Seite Ihres Gesichts.
- Plötzlicher Verlust – entweder teilweiser oder vollständiger – eines oder mehrerer Sinne (Sehen, Hören, Riechen, Schmecken und Tasten).
- Verschwommenes oder doppeltes Sehen (Diplopie).
- Koordinationsverlust oder Ungeschicklichkeit (Ataxie).
- Schwindel oder Schwindel.
- Übelkeit und Erbrechen.
- Nackensteifheit.
- Emotionale Instabilität und Persönlichkeitsveränderungen.
- Verwirrung oder Aufregung.
- Anfälle.
- Gedächtnisverlust (Amnesie).
- Kopfschmerzen (normalerweise plötzlich und heftig).
- Allmacht oder Ohnmacht.   - Mit dem.

Transiente ischämische Attacke (TIA)

Eine vorübergehende ischämische Attacke (TIA), manchmal auch als „Mini-Schlaganfall" bezeichnet, ähnelt einem Schlaganfall, ihre Auswirkungen sind jedoch vorübergehend. TIAs dienen oft als Warnzeichen dafür, dass bei einer Person ein deutlich erhöhtes Risiko besteht, in naher Zukunft einen vollständigen Schlaganfall zu erleiden. Daher ist eine sofortige medizinische Notfallversorgung für jemanden, der eine TIA hatte, unerlässlich.

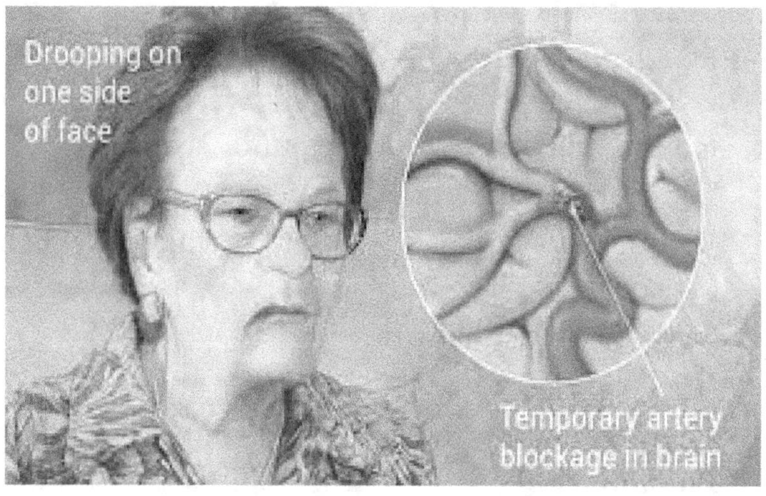

Sektion 4
Ursachen eines Schlaganfalls

Ischämische Schlaganfälle und hämorrhagische Schlaganfälle können aus verschiedenen Gründen auftreten. Ischämische Schlaganfälle resultieren typischerweise aus Blutgerinnseln, und diese Gerinnsel können sich aufgrund einer Reihe von Faktoren bilden, darunter:

- **Arteriosklerose:** Eine Erkrankung, bei der sich Fettablagerungen (Plaque) in Ihren Arterien ansammeln, die den Blutfluss verengen und möglicherweise blockieren.

- **Gerinnungsstörungen:** Erkrankungen, die die normale Blutgerinnung beeinträchtigen und das Blut anfälliger für die Bildung von Blutgerinnseln machen, was zu Verstopfungen der Blutgefäße führen kann.

- **Vorhofflimmern:** Ein unregelmäßiger Herzrhythmus, der zur Bildung von Blutgerinnseln im Herzen führen kann, wodurch das Schlaganfallrisiko steigt.

- **Herzfehler (Vorhofseptumdefekt oder Ventrikelseptumdefekt):** Strukturelle Anomalien im Herzen, die zu Bedingungen führen können, die die Bildung von Blutgerinnseln begünstigen und möglicherweise Schlaganfälle verursachen können.

- **Mikrovaskuläre ischämische Erkrankung:**Kleine Blutgefäße im Gehirn können betroffen sein, was zu einer verminderten Durchblutung und einem erhöhten Schlaganfallrisiko führen kann.

Hämorrhagische Schlaganfälle können aus verschiedenen Gründen auftreten, darunter:

- **Bluthochdruck:**Vor allem, wenn es über einen längeren Zeitraum anhält, sehr hohe Werte erreicht oder beides.
- **Gehirnaneurysmen:** In bestimmten Fällen können diese Schwachstellen der vorgewölbten Blutgefäße zu hämorrhagischen Schlaganfällen führen.
- **Hirntumoren:** Einschließlich krebsartiger Wucherungen im Gehirn.
- **Erkrankungen der Blutgefäße im Gehirn:** Erkrankungen wie die Moyamoya-Krankheit, die die Blutgefäße des Gehirns schwächen oder abnormale Veränderungen hervorrufen.

Verwandte Bedingungen

Verschiedene andere Erkrankungen und Faktoren können zum Risiko eines Schlaganfalls beitragen. Dazu gehören:

- Alkoholkonsum Störung.
- Hoher Blutdruck: Er spielt bei allen Arten von Schlaganfällen eine Rolle, indem er zur Schädigung der Blutgefäße beiträgt und die Wahrscheinlichkeit eines Schlaganfalls erhöht.
- Hoher Cholesterinspiegel (Hyperlipidämie).
- Migräne Kopfschmerzen: Vor allem Menschen mit Auren, da sie ähnliche Symptome wie einen Schlaganfall zeigen können und Menschen mit Migräne ein erhöhtes Risiko haben, irgendwann in ihrem Leben einen Schlaganfall zu erleiden.
- Typ 2 Diabetes.
- Rauchen und andere Formen des Tabakkonsums: Dazu gehören E-Zigaretten und rauchloser Tabak.
- Drogenmissbrauch: Betrifft sowohl verschreibungspflichtige als auch nicht verschreibungspflichtige Medikamente.

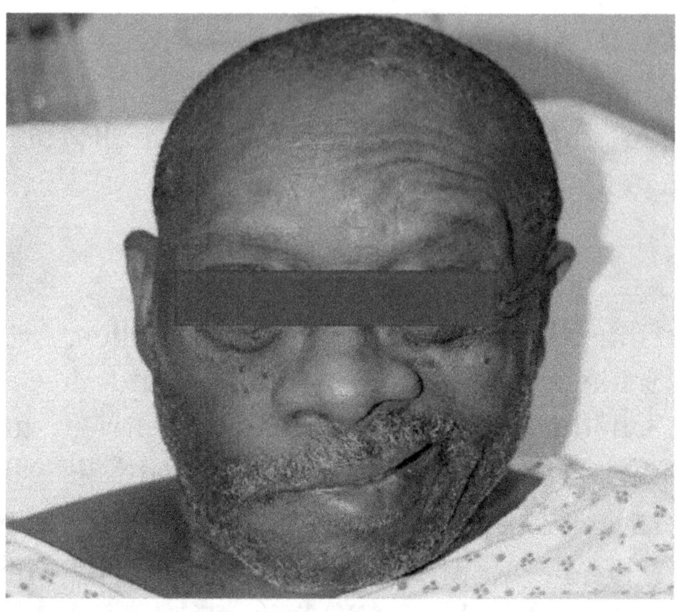

Ist es ansteckend?

Schlaganfälle sind nicht ansteckend und können nicht an andere Menschen weitergegeben oder von ihnen übertragen werden.

Abschnitt 5
Diagnose und Tests
Schlaganfall Diagnose

Ein medizinisches Fachpersonal kann einen Schlaganfall durch einen umfassenden Prozess erkennen, der eine neurologische Untersuchung, diagnostische Bildgebung und zusätzliche Tests umfasst. Bei der neurologischen Untersuchung werden Sie aufgefordert, bestimmte Aufgaben auszuführen oder Fragen zu beantworten. Während Sie an diesen Aktivitäten teilnehmen, wird der Anbieter auf charakteristische Anzeichen achten, die auf ein Problem mit der Funktion eines bestimmten Teils Ihres Gehirns hinweisen.

Wenn ein Gesundheitsdienstleister einen Schlaganfall vermutet, werden am häufigsten folgende Tests durchgeführt:

- Computertomographie (CT)-Scan.
- Labor Bluttests: Diese untersuchen unter anderem Anzeichen von Infektionen oder Herzschäden, überprüfen die Gerinnungsfähigkeit und den Blutzuckerspiegel und beurteilen die Nieren- und Leberfunktion.
- Elektrokardiogramm (EKG oder EKG): Stellt sicher, dass kein Herzproblem die zugrunde liegende Ursache ist.

- Magnetresonanztomographie (MRT)-Scans.

- Elektroenzephalogramm (EEG): Obwohl seltener, können Anfälle oder damit verbundene Probleme ausgeschlossen werden.

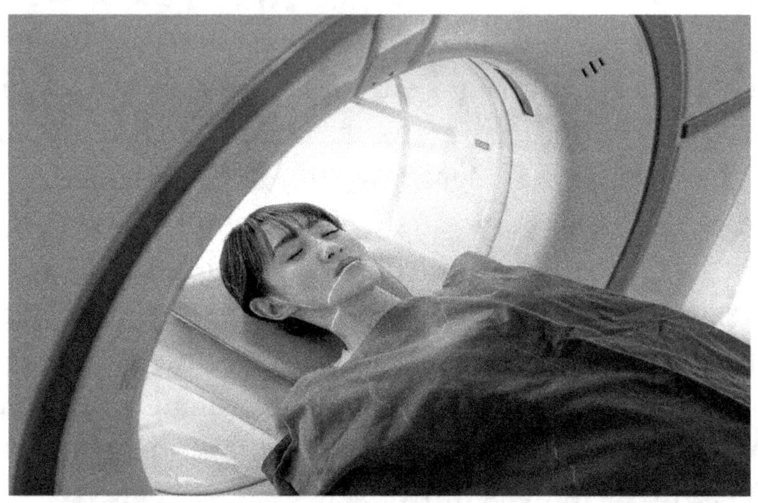

Computertomographie (CT)-Scan

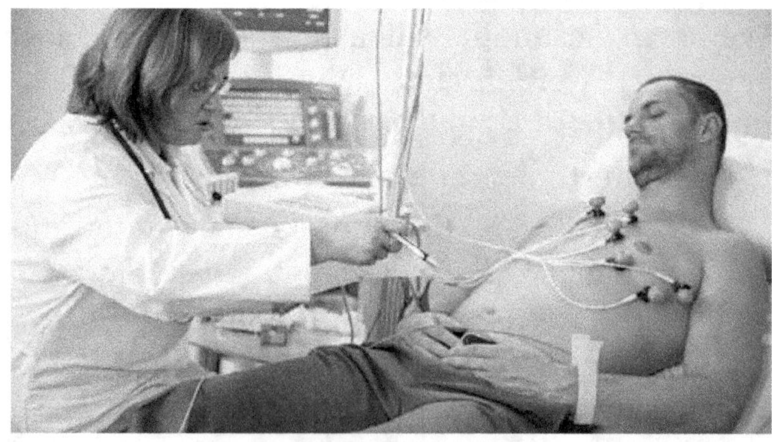

UND Elektrokardiogramm (EKG oder EKG)

Abschnitt 6
Management und Behandlung
Wie werden Schlaganfälle behandelt?

Der Ansatz zur Behandlung eines Schlaganfalls hängt von verschiedenen Faktoren ab, wobei die Art des Schlaganfalls, den eine Person erleidet, in erster Linie ausschlaggebend ist.

- **Ischämisch:** Bei ischämischen Schlaganfällen geht es in erster Linie darum, die Durchblutung der betroffenen Hirnareale wiederherzustellen. Wenn es rechtzeitig gelingt, ist es manchmal möglich, bleibende Schäden abzuwenden oder zumindest die Schwere des Schlaganfalls zu mildern. Dies erfordert typischerweise die Verwendung einer bestimmten Klasse von Medikamenten, die als Thrombolytika bekannt sind, und in einigen Fällen kann ein Katheterisierung Verfahren eingesetzt werden.

- **Hämorrhagisch:** Bei hämorrhagischen Schlaganfällen richtet sich der Behandlungsverlauf nach Ort und Ausmaß der Blutung. Das Hauptaugenmerk liegt häufig auf der Senkung des Blutdrucks, da dadurch das Ausmaß der Blutung verringert und deren Eskalation verhindert werden kann. Eine weitere

Behandlungsmöglichkeit ist die Verbesserung der Blutgerinnung, um die Blutung zu stoppen. In bestimmten Fällen kann eine Operation erforderlich sein, um den durch angesammeltes Blut verursachten Druck auf das Gehirn zu lindern.

Welche Medikamente oder Behandlungen werden eingesetzt?

Die verabreichten Medikamente und Behandlungen hängen von der Art des Schlaganfalls und der Rechtzeitigkeit des Behandlungsbeginns nach dem Ereignis ab. Langfristige Schlaganfall Behandlungen werden in den Tagen und Monaten nach einem Notfalleingriff durchgeführt, der der unmittelbaren Gefahr eines Schlaganfalls entgegenwirkt.

Im Wesentlichen ist Ihr Arzt die am besten qualifizierte Person, um Sie über die empfohlene(n) Behandlung(en) zu beraten. Sie können die Informationen an Ihren spezifischen Fall anpassen und dabei Faktoren wie Ihre Krankengeschichte, persönliche Umstände und mehr berücksichtigen.

Einige Beispiele für die Behandlung von Schlaganfällen sind:

Ischämischer Schlaganfall	Hämorrhagischer Schlaganfall
Thrombolytische Medikamente (innerhalb von drei bis viereinhalb Stunden).	Blutdruckmanagement.
Thrombektomie (innerhalb von 24 Stunden, wenn keine erhebliche Hirnschädigung vorliegt).	Absetzen aller Medikamente, die die Blutung verstärken könnten.
Blutdruckmanagement.	Einnahme von Medikamenten oder chirurgische Eingriffe zur Reduzierung des Drucks im Schädelinneren.

Thrombolytische Medikamente

Thrombolytische Medikamente, abgeleitet von den griechischen Wörtern „thrombus" für „Blutgerinnsel" und „lysis" für „lockern/lösen", sind innerhalb der ersten drei Stunden nach Einsetzen der Schlaganfallsymptome eine praktikable Option. Diese

Medikamente sollen bestehende Blutgerinnsel auflösen. Ihre Wirksamkeit ist jedoch auf den Zeitraum von drei bis viereinhalb Stunden beschränkt, da sie darüber hinaus das Risiko potenziell gefährlicher Blutungskomplikationen erhöhen.

Mechanische Thrombektomie

In Situationen, in denen thrombolytische Medikamente keine praktikable Option darstellen, insbesondere wenn die Zeit vergangen ist, stellt ein Katheterisierung Verfahren namens mechanische Thrombektomie eine mögliche Alternative dar. Auch mechanische Thrombektomie Verfahren sind zeitkritisch, wobei das optimale Zeitfenster innerhalb von 24 Stunden nach Auftreten der Symptome liegt. Bei diesem Verfahren wird ein Katheter (schlauchartiges Gerät) in ein großes Blutgefäß eingeführt und zum Blutgerinnsel im Gehirn geführt. An der Stelle des Blutgerinnsels ist der Katheter an seiner Spitze mit einem Werkzeug zum Entfernen des Blutgerinnsels ausgestattet.

Blutdruckmanagement

Da erhöhter Blutdruck häufig die Ursache für hämorrhagische Schlaganfälle ist, ist die Senkung des Blutdrucks ein entscheidender Aspekt ihrer Behandlung. Die Senkung des Blutdrucks spielt eine entscheidende Rolle bei der Blutungshemmung und erleichtert den Gerinnungsprozess, um das beschädigte Blutgefäß abzudichten.

Gerinnungs Unterstützung

Die Gerinnungsfähigkeit des Körpers, die für die Blutstillung und die Heilung von Verletzungen unerlässlich ist, hängt von einem Prozess ab, der als Hämostase bezeichnet wird. Zur Unterstützung der Blutstillung werden Medikamente oder Blutfaktoren verabreicht, die die Gerinnung erleichtern. Beispiele hierfür sind unter anderem eine Vitamin-K-Therapie, Infusionen von Prothrombin oder Gerinnungsfaktoren. Diese Behandlungsform wird vor allem bei hämorrhagischen Schlaganfällen eingesetzt und erweist sich bei der Blutungskontrolle als vorteilhaft, insbesondere bei Personen, die blutverdünnende Medikamente einnehmen.

Operation

In bestimmten Situationen ist eine Operation unumgänglich, um den Druck auf das Gehirn zu lindern. Diese Notwendigkeit ist besonders ausgeprägt bei Subarachnoidalblutungen, die leichter zugänglich sind, da sie an der äußeren Oberfläche des Gehirns auftreten.

Unterstützende Behandlungen und andere Methoden

Die Schlaganfallbehandlung umfasst verschiedene Ansätze, von denen einige direkt unterstützend sind und andere auf die Vermeidung von Komplikationen abzielen. Spezifische Einzelheiten zu diesen zusätzlichen Behandlungen sowie Empfehlungen und Erläuterungen erhalten Sie von Ihrem Arzt.

Schlaganfall-Rehabilitation

Ein wesentlicher Aspekt der Schlaganfallbehandlung besteht darin, Menschen bei der Genesung oder Anpassung an die Veränderungen in ihrem Gehirn zu unterstützen, insbesondere dabei, verlorene Fähigkeiten wiederzugewinnen. Die Schlaganfallrehabilitation spielt für die meisten Menschen, die einen Schlaganfall erlitten haben, eine entscheidende Rolle im Genesungsprozess. Diese Rehabilitation kann verschiedene Formen annehmen, darunter:

- **Sprachtherapie:**Dies hilft bei der Wiederherstellung der Sprach- und Sprechfähigkeiten und verbessert die Kontrolle über die Muskeln, die beim Atmen, Essen, Trinken und Schlucken beteiligt sind.

- **Physiotherapie:**Ziel ist die Verbesserung oder Wiederherstellung der Nutzung von Händen,

Armen, Füßen und Beinen sowie die Behandlung von Gleichgewichtsproblemen, Muskelschwäche und damit verbundenen Problemen.

- **Beschäftigungstherapie:**Der Schwerpunkt liegt auf der Umschulung des Gehirns zur Erleichterung alltäglicher Aktivitäten, mit besonderem Schwerpunkt auf der Verbesserung der Feinmotorik und Muskelkontrolle.
- **Kognitive Therapie:**Hilfreich bei der Bewältigung von Gedächtnisproblemen und Schwierigkeiten bei Aktivitäten, die Konzentration oder Konzentration erfordern und zuvor möglicherweise beherrschbar waren.

Abhängig von Ihrem individuellen Fall und Ihren Bedürfnissen können zusätzliche Therapien in Betracht gezogen werden. Ihr Arzt ist die Person, die am besten dazu qualifiziert ist, Sie zu beraten, welche Behandlungen für Sie am vorteilhaftesten sind.

Wie schnell werde ich mich nach der Behandlung besser fühlen?

Die Dauer der Genesung und die Zeit bis zur Besserung nach der Behandlung variieren aufgrund mehrerer Faktoren. Ihr Arzt ist die zuverlässigste Quelle, um Informationen darüber zu erhalten, was Sie erwarten können und über den voraussichtlichen Zeitplan für Ihre Genesung.

Abschnitt 7
Komplikationen/Nebenwirkunge
n der Behandlung

Die möglichen Nebenwirkungen von Schlaganfallbehandlungen hängen stark von Faktoren wie der Art des Schlaganfalls, den spezifischen Behandlungen und der individuellen Krankengeschichte ab. Ihr Arzt ist die beste Quelle, um Informationen zu den zu erwartenden Nebenwirkungen und Ratschläge zur Bewältigung oder Vorbeugung dieser Nebenwirkungen zu geben.

Wie kann ich für mich selbst sorgen oder die Symptome in den Griff bekommen?

Es ist wichtig zu beachten, dass ein Schlaganfall ein kritischer medizinischer Notfall ist und der Versuch einer Selbstdiagnose oder Selbstbehandlung nicht empfohlen wird. Wenn bei Ihnen oder jemandem in Ihrer Umgebung Schlaganfall Symptome auftreten, ist sofortiges Handeln von entscheidender Bedeutung. Rufen Sie umgehend 911 (oder die Nummer Ihres örtlichen Notdienstes) an, da eine Verzögerung der Schlaganfallbehandlung das Risiko einer bleibenden Hirnschädigung oder eines Todesfalls erhöht.

Ein Schlaganfall ist ein kritischer und lebensbedrohlicher medizinischer Notfall, und vom Versuch einer Selbstdiagnose oder Selbstbehandlung wird dringend abgeraten. Wenn Sie oder jemand in Ihrer Nähe Symptome eines Schlaganfalls aufweisen, müssen Sie unbedingt sofort die Notrufnummer 911 (oder die Nummer Ihres örtlichen Notdienstes) anrufen. Ein zügiger Beginn der Schlaganfallbehandlung ist unerlässlich, da jede Verzögerung das Risiko einer bleibenden Hirnschädigung oder sogar des Todes erhöht.

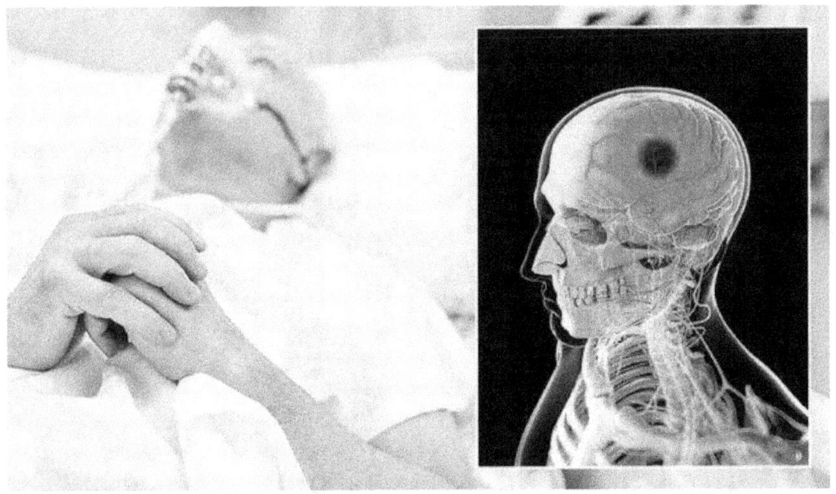

Schlaganfallpatient mit lebenserhaltenden Hilfsmitteln

Abschnitt 8

Wie sorge ich für mich selbst, wenn ich mit einem Schlaganfall lebe?

Im Falle eines Schlaganfalls erstellt Ihr Arzt gemeinsam mit Ihnen einen Behandlungsplan und legt den voraussichtlichen Zeitplan für die Genesung fest. Sie können Medikamente verschreiben, Therapieoptionen vorschlagen und vieles mehr. Es ist wichtig, ein Gespräch mit Ihrem Arzt zu führen, um die Gründe für seine Empfehlungen zu verstehen und herauszufinden, welchen Nutzen diese Maßnahmen für Sie haben können.

Die sorgfältige Einhaltung des endgültigen Behandlungsplans ist von größter Bedeutung, da dies die beste Gelegenheit zur Optimierung Ihrer Genesung bietet. Berücksichtigen Sie außerdem die folgenden Schritte:

- **Einhaltung von Medikamenten:** Nehmen Sie verschriebene Medikamente konsequent ein, da sie eine entscheidende Rolle dabei spielen können, einen weiteren Schlaganfall zu verhindern.

- **Teilnahme an Reha-Therapie-Terminen:** Regelmäßige Teilnahme und aktive Teilnahme an Rehabilitations- oder Therapiesitzungen sind für Ihre Genesung von entscheidender Bedeutung.

- **Priorisieren Sie die psychische Gesundheit:** Depressionen und Angstzustände sind nach einem Schlaganfall häufig. Es ist wichtig, bei diesen Erkrankungen Hilfe zu suchen, da unbehandelte psychische Probleme den Genesungsprozess behindern können. Besprechen Sie solche Gefühle mit Ihrem Arzt, um eine angemessene Behandlung zu finden.

- **Lebensstiländerungen umsetzen:** Bemühen Sie sich, die empfohlenen Änderungen des Lebensstils umzusetzen, insbesondere in Bezug auf Blutdruck, Blutzucker und Cholesterin Kontrolle. Die Berücksichtigung dieser Faktoren kann erheblich zu Ihrer Genesung und zur Vorbeugung zukünftiger Schlaganfälle beitragen. Wenn Sie Tabak oder E-Zigaretten konsumieren, kann das Aufhören ebenfalls erhebliche Vorteile haben.

Abschnitt 9
Prävention von Schlaganfällen

Bestimmte Risikofaktoren für einen Schlaganfall, wie Alter und Familiengeschichte, liegen außerhalb unserer Kontrolle. Allerdings kann die Übernahme spezifischer Lebensgewohnheiten das Risiko, einen Schlaganfall zu erleiden, deutlich verringern. Diese Maßnahmen stellen zwar keine Garantie für die Schlaganfallprävention dar, tragen aber dazu bei, das Gesamtrisiko zu senken. Folgende Maßnahmen können Sie ergreifen:

- **Lebensstil verbessern:**Verbessern Sie Ihren Lebensstil: Eine gesunde Ernährung und mehr Bewegung in Ihrem Alltag können Ihre Gesundheit verbessern. Außerdem sollten Sie auf ausreichend Schlaf achten (empfohlen werden sieben bis acht Stunden).

- **Senken Sie Ihren Blutdruck:**Hoher Blutdruck ist eine der häufigsten Ursachen für Schlaganfälle. Allerdings wissen wir möglicherweise nicht immer, dass wir an Bluthochdruck leiden, da dieser oft keine Symptome zeigt. Daher wird für Personen mit normalem Blutdruck empfohlen, mindestens alle drei Jahre eine Blutdruckmessung durchzuführen.

- **Vermeiden Sie das Rauchen:**Es ist allgemein bekannt, dass Rauchen schädlich für unseren Körper ist und das Schlaganfallrisiko erhöht. Wenn Sie nicht rauchen, fangen Sie nicht an. Wenn Sie rauchen, holen Sie sich Unterstützung und hören Sie noch heute mit dem Rauchen auf, um Ihr Schlaganfall-Risiko zu verringern.

- **Achten Sie auf Ihre Herzgesundheit:**Wenn Sie bereits an Herzerkrankungen leiden, konsultieren Sie unbedingt Ihren Arzt und befolgen Sie dessen Ratschläge, um die Herzerkrankung unter Kontrolle zu halten und das Risiko eines Schlaganfalls zu verringern.

- **Bleibe aktiv:**Sport kann uns beim Abnehmen helfen und die Wahrscheinlichkeit verringern, dass wir gesundheitliche Probleme wie Diabetes, Bluthochdruck und hohe Cholesterinwerte entwickeln, die Risikofaktoren für einen Schlaganfall sind. Sie können klein anfangen, indem sie statt der Rolltreppe die Treppe nehmen und den längeren Weg nach Hause nehmen. Ein kurzes 30-minütiges Training zu Hause an fünf Tagen in der Woche kann ebenfalls hilfreich sein.

- **Begrenzen Sie Ihren Alkoholkonsum:**Trinken Sie in Maßen oder gar nicht. Um gesundheitlichen Komplikationen durch übermäßigen Alkoholkonsum vorzubeugen, sollten sich Frauen auf 1 Getränk pro Tag beschränken, während Männer nur bis zu 2 Getränke pro Tag zu sich nehmen sollten.

- **Achten Sie auf eine gesunde Ernährung:**Essen Sie frisches Obst und Gemüse und reduzieren Sie die Aufnahme von Salz sowie Trans- und gesättigten Fetten, die unsere Arterien verstopfen und den Blutdruck erhöhen können. Eine gesunde Ernährung kann uns auch beim Abnehmen helfen und so das Schlaganfallrisiko weiter senken.

- **Verwalten Sie Ihren Diabetes:**Wenn Sie Diabetes haben, halten Sie ihn durch regelmäßige Bewegung, eine gesunde Ernährung und die von Ihrem Arzt verschriebenen Medikamente unter Kontrolle.

- **Achten Sie auf Ihren Cholesterinspiegel:**Regelmäßige Bewegung und eine gesunde Ernährung können helfen, Ihren Cholesterinspiegel zu senken, aber manchmal reicht es möglicherweise nicht aus. Manchmal verschreiben Ärzte Medikamente, um Ihren Cholesterinspiegel unter Kontrolle zu halten.

- **Nehmen Sie Ihre Medikamente ein:**Wenn Sie bereits an einem Gesundheitszustand leiden, der Ihr Schlaganfallrisiko erhöht, sollten Sie unbedingt den Rat Ihres Arztes befolgen und den Zustand unter Kontrolle halten. Wenn Sie schon einmal einen Schlaganfall erlitten haben, nehmen Sie unbedingt alle Medikamente ein, die Ihnen Ihr Arzt verschreibt, um einen weiteren Schlaganfall zu verhindern.

Wenden Sie sich jährlich an Ihren Hausarzt für eine Kontrolluntersuchung oder einen Wellnessbesuch. Durch jährliche Wellness Besuche können Gesundheitsprobleme – insbesondere solche, die zu einem Schlaganfall führen – erkannt werden, lange bevor Sie Symptome verspüren.

NOTIZ: Die Genesung nach einem Schlaganfall ist ein schrittweiser Prozess, der mehrere Monate bis Jahre dauern kann. Neben professioneller medizinischer Betreuung und Rehabilitation Therapie kann auch die familiäre Unterstützung einen großen Beitrag dazu leisten, dass Ihre Angehörigen ihre Unabhängigkeit und ihr Selbstvertrauen wiedererlangen.

Finden Sie heraus, wie Sie die Genesung Ihrer Angehörigen nach einem Schlaganfall verbessern können, indem Sie sich an Selbsthilfegruppen wenden.

Zusammenfassung zur Schlaganfallprävention

Treffen Sie fundierte Entscheidungen über Ihren Lebensstil, um Risiken zu minimieren oder Verhaltensweisen zu ändern, die Ihre Gesundheit gefährden könnten. Bestimmte Praktiken wie

Rauchen, Tabakkonsum (einschließlich E-Zigaretten), Freizeit, Drogenkonsum, Missbrauch verschreibungspflichtiger Medikamente und übermäßiger Alkoholkonsum können die Wahrscheinlichkeit eines Schlaganfalls erhöhen. Es ist von entscheidender Bedeutung, diese Verhaltensweisen entweder zu beenden oder ganz davon abzusehen, damit anzufangen. Wenn Sie bei der Überwindung dieser Gewohnheiten auf Schwierigkeiten stoßen, wenden Sie sich an Ihren Arzt. Sie können Beratung und Zugang zu Ressourcen bieten, die Änderungen des Lebensstils unterstützen.

Verwalten Sie Ihre Gesundheitszustände und Risikofaktoren effektiv. Bestimmte Erkrankungen, darunter Fettleibigkeit, Herzrhythmusstörungen, Schlafapnoe, Bluthochdruck, Typ-2-Diabetes oder hoher Cholesterinspiegel, erhöhen das Risiko eines ischämischen Schlaganfalls. Wenn Sie unter einer oder mehreren dieser Erkrankungen leiden, ist eine proaktive Behandlung von entscheidender Bedeutung. Befolgen Sie die Empfehlungen Ihres Arztes, insbesondere in Bezug auf Medikamente wie Blutverdünner, um das Risiko schwerer Schlaganfall-bedingter Komplikationen im späteren Leben zu verringern.

Abschnitt 10

Erste Hilfe für einen neuen Schlaganfallpatienten

Bei einem Schlaganfall ist sofortiges Handeln von entscheidender Bedeutung, um mögliche Hirnschäden zu minimieren. Hier sind die empfohlenen Erste-Hilfe-Maßnahmen für einen neuen Schlaganfallpatienten:

Rufen Sie sofort 911 an:

Zeit ist bei der Schlaganfallbehandlung von entscheidender Bedeutung, da mit jeder Minute Gehirnzellen absterben.

Wenn jemand Schlaganfallsymptome zeigt, wählen Sie die Notrufnummer 911, anstatt zu versuchen, ihn selbst ins Krankenhaus zu transportieren.

Dadurch ist ein schneller Transport gewährleistet, und Sanitäter können Symptome erkennen, lebensrettende Behandlungen durchführen und die Notaufnahme informieren.

Beachten Sie den Zeitpunkt des Symptombeginns:

Wirksame Schlaganfall Behandlungen müssen innerhalb von 6 Stunden nach Auftreten der Symptome durchgeführt werden.

Wenn Sie wissen, wann die Symptome aufgetreten sind, können Sie die am besten geeignete und rechtzeitige Behandlung bestimmen.

Führen Sie bei Bedarf eine HLW durch:

In manchen Fällen kann es bei einem Schlaganfall zu einer Bewusstlosigkeit kommen.

Bei Bewusstseinsverlust Puls und Atmung prüfen; Bei Abwesenheit sofort mit der Herz-Lungen-Wiederbelebung beginnen.

Vermeiden Sie Essen und Trinken:

Unterlassen Sie es, während eines vermuteten Schlaganfalls Essen oder Trinken anzubieten, da das Risiko von Schluckbeschwerden aufgrund von Muskelschwäche oder Lähmungen besteht.

Keine Medikamente verabreichen:

Unterschiedliche Schlaganfälle erfordern möglicherweise unterschiedliche Behandlungen. Beispielsweise könnte Aspirin bei einem ischämischen Schlaganfall helfen, bei einem hämorrhagischen Schlaganfall jedoch schädlich sein.

Ohne Kenntnis der Art des Schlaganfalls ist es ratsam, keine Medikamente zu verabreichen, um möglichen Komplikationen vorzubeugen.

Pflege nach einem Schlaganfall:

Es ist wichtig zu verstehen, wie man die Anzeichen eines Schlaganfalls erkennt und sofort Maßnahmen ergreift. Die nächste Phase besteht darin, Ihren Angehörigen bei der Genesung nach einem Schlaganfall zu helfen. Dabei handelt es sich um einen schrittweisen Prozess, der sich über Monate und Jahre erstreckt. Die Unterstützung durch die Familie spielt eine entscheidende Rolle dabei, die Unabhängigkeit und das Selbstvertrauen wiederherzustellen.

Abschnitt 11

Dysphagie nach Schlaganfall: Dinge, die Sie wissen sollten

Studien zufolge sind 50 % der Patienten mit akutem Schlaganfall von Dysphagie betroffen. Unbehandelt kann es zu schwerwiegenden gesundheitlichen Komplikationen und sogar zum Tod führen.

Was ist Dysphagie?

Dysphagie ist ein medizinischer Begriff, der sich auf Schwierigkeiten oder Beschwerden beim Schlucken bezieht. Es kann in verschiedenen Stadien des Schluckvorgangs auftreten, einschließlich der oralen Phase (Kauen und Bildung eines Bolus), der Rachen Phase (Auslösung des Schluckreflexes) und der ösophagealen Phase (Beförderung des Bolus in den Magen). Dysphagie kann eine Folge verschiedener Erkrankungen sein, darunter neurologische Störungen, Muskelerkrankungen, strukturelle Anomalien oder andere zugrunde liegende Gesundheitsprobleme.

Zu den Symptomen einer Dysphagie können gehören:
-   Schwierigkeiten beim Schlucken
-   Ersticken oder Husten während oder nach dem Essen oder Trinken

- Gefühl, dass Essen im Hals oder in der Brust stecken bleibt
- Aufstoßen von Nahrungsmitteln
- Unbeabsichtigter Gewichtsverlust
- Wiederkehrende Lungenentzündung oder Atemprobleme aufgrund von Nahrungsmitteln, die in die Atemwege gelangen
- Vermeidung bestimmter Nahrungsmittel oder Flüssigkeiten

Die Ursachen für Dysphagie können vielfältig sein und reichen von Erkrankungen wie Schlaganfall, Parkinson-Krankheit oder Muskeldystrophie bis hin zu strukturellen Problemen wie Tumoren oder Strikturen in der Speiseröhre. Es ist wichtig, einen Arzt zu konsultieren, wenn bei jemandem Symptome einer Dysphagie auftreten, da eine ordnungsgemäße Diagnose und Behandlung für eine wirksame Behandlung und die Vermeidung von Komplikationen wie Mangelernährung oder Aspirationspneumonie unerlässlich sind. Zu den Behandlungsansätzen können Ernährungsumstellungen, Schluckübungen und in einigen Fällen medizinische Eingriffe oder Operationen gehören.

Wenn Sie oder Ihre Angehörigen sich von einem erholenSchlaganfall, müssen Sie bei Schluckbeschwerden vorsichtig sein. In der medizinischen Fachsprache nennt man Dysphagie. Menschen mit Dysphagie haben Schwierigkeiten beim Schlucken bestimmter Nahrungsmittel oder Flüssigkeiten; in schwereren Fällen ist dies bei manchen Menschen nicht möglich.

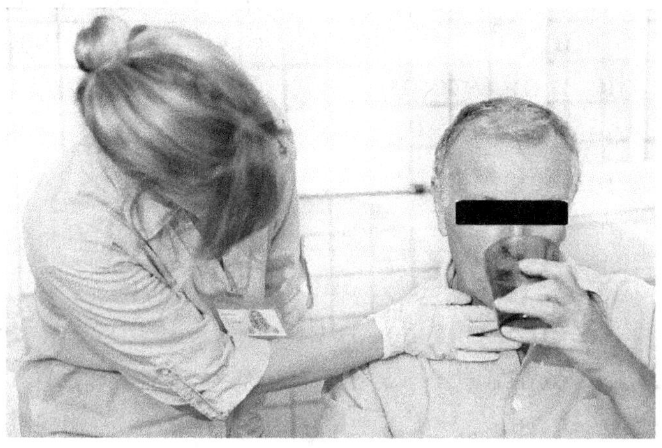

Das Schlucken ist ein komplexer Vorgang, der die koordinierte Anstrengung zahlreicher Muskeln und Nerven erfordert. Wenn wir Nahrung kaufen, bildet sich daraus ein weicher Ball, ein sogenannter Bolus, der zum Schlucken vorbereitet wird. Durch das Schlucken wird eine Abfolge von Bewegungen im Mund- und Rachenraum ausgelöst, die dafür sorgen, dass der Eingang zur Luftröhre abgedeckt wird und der Bolus in die Speiseröhre gelangen kann – einen Schlauch, der Nahrung und Flüssigkeiten in den Magen transportiert.

Beim Schlucken wird der Bolus durch die Peristaltik – eine natürliche wellenartige Bewegung – durch die Speiseröhre in den Magen befördert. An der Verbindung von Speiseröhre und Magen befindet sich ein Muskelband, das sich öffnen sollte, um den Durchgang der Nahrung in den Magen zu ermöglichen, und sich fest schließen sollte, um das Aufstoßen von Magensäure zu verhindern.

Dysphagie, ein Zustand, der durch Schwierigkeiten oder Beschwerden beim Schlucken gekennzeichnet ist, kann zu Schwierigkeiten beim Essen, Trinken und beim richtigen Schlucken führen. Dieser Zustand kann gesundheitliche Risiken mit sich bringen, wie z. B. die Möglichkeit einer Aspiration, bei der Nahrung oder Getränke in die Luftröhre statt in die Speiseröhre gelangen, oder die Unfähigkeit, Nahrung oder Getränke in den Magen zu befördern. Das Verständnis der Dysphagie ist für Einzelpersonen und ihre Angehörigen von entscheidender Bedeutung, um die Genesung effektiv zu meistern.

Schlaganfall und Dysphagie

Ein Schlaganfall tritt auf, wenn die Blutversorgung von Teilen des Gehirns verringert oder unterbrochen ist, was zu einer Beeinträchtigung des Blutflusses und der Möglichkeit einer Schädigung des Gehirns führt, was zu einer Behinderung führen kann. Es gibt zwei

Haupttypen von Schlaganfällen: ischämische Schlaganfälle, die durch eine Verstopfung eines Blutgefäßes verursacht werden, und hämorrhagische Schlaganfälle, die durch ein Leck oder einen Bruch eines Blutgefäßes verursacht werden.

Die Folgen eines Schlaganfalls können die Fähigkeit zum Kauen und Schlucken erheblich beeinträchtigen und zu verschiedenen Komplikationen führen:

- Wenn der Schlag die Arme betrifft, kann es schwierig sein, Besteck zu benutzen oder Gegenstände zu greifen.

- Eine Beeinträchtigung der Gesichtsmuskulatur kann die Bewegung des Mundes behindern und zum Sabbern führen.

- Gleichgewichtsstörungen aufgrund des Schlaganfalls können das Schlucken beeinträchtigen.

Aspiration, das Einatmen von Nahrungsmitteln, Getränken oder Speichel in die Lunge, ist eine häufige Komplikation. Eine durch einen Schlaganfall verursachte Minderung der Empfindung kann zu einer stillen Aspiration führen, bei der sich die Betroffenen möglicherweise nicht bewusst sind, dass Substanzen in die Lunge eingeatmet werden.

Wer ist gefährdet?

Bei jedem, der sich von einem Schlaganfall erholt, besteht das Risiko, an Dysphagie zu erkranken, ältere Menschen fallen jedoch in die höhere Risikokategorie. In einigen Fällen erholen sich manche Menschen nach einem Schlaganfall schnell, entweder aufgrund einer frühzeitigen Intervention, als der Schlaganfall zum ersten Mal auftrat, oder aufgrund anderer Umstände (z. B. gutes Ansprechen auf die Behandlung). In vielen Fällen kann es nach einem Schlaganfall zu einer schnellen Genesung kommen , zurückzuführen auf ein schnelles Eingreifen während des ersten Auftretens oder ein positives Ansprechen auf die Behandlung. Trotz dieser positiven Ergebnisse bleibt das Risiko, eine Dysphagie zu entwickeln, insbesondere für ältere Menschen erhöht. Der Genesungsprozess, insbesondere bei Senioren, geht oft über die herkömmlichen Zeitpläne hinaus. Pflegekräfte übernehmen möglicherweise eine aktive Rolle bei der Ernährung ihrer Angehörigen, da anhaltende Herausforderungen auch nach einer erheblichen Verbesserung der Mobilität bestehen bleiben können. Eine sorgfältige Überwachung ist unerlässlich, um mögliche Komplikationen im Zusammenhang mit der Dysphagie zu vermeiden. Darüber hinaus können laufende Nachkontrollen und maßgeschneiderte Behandlungen für eine umfassende Genesung unerlässlich sein.

Der Genesungsprozess nach einem Schlaganfall ist oft langwierig, insbesondere bei älteren Menschen. Im Vergleich zu typischen Erholungsphasen kann eine längere Dauer erforderlich sein. Pflegekräfte sind möglicherweise aktiv in den Ernährungs Prozess involviert, insbesondere wenn ihre Angehörigen bei der Selbstfürsorge auf Schwierigkeiten stoßen. Trotz erheblicher Fortschritte bei der Wiederherstellung der Mobilität ist ständige Wachsamkeit von entscheidender Bedeutung. Eine häufige Überwachung bleibt unerlässlich, um möglichen Komplikationen im Zusammenhang mit Dysphagie vorzubeugen und einen umfassenden und nachhaltigen Rehabilitationsprozess sicherzustellen.

Möglicherweise sind Nachuntersuchungen und Behandlungen erforderlich, um Ihnen oder Ihren Angehörigen zu einer vollständigen Genesung zu verhelfen.

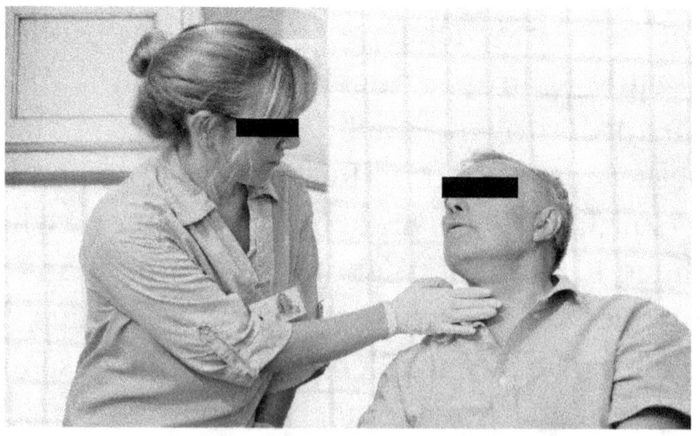

Häufige Überwachung

Wann kann eine Dysphagie auftreten?

Dysphagie kann in jeder der drei Hauptphasen des Schluckens auftreten.

- **Oral:** Dies betrifft den Mund oder wenn Nahrung zu einem Bolus zerkaut wird, bevor sie in die Speiseröhre gelangt. Komplikationen können die Zunge oder sogar die Muskeln betreffen, die das Kauen von Nahrungsmitteln ermöglichen

- **Oropharyngeal:** Das betrifft den Hals; Ein Schlaganfall kann unter Umständen zu einer Schwächung der Halsmuskulatur führen, was den Schluckvorgang erschweren kann. Sie oder Ihre Angehörigen könnten möglicherweise ersticken, würgen oder husten; Das Essen oder Trinken könnte auch in die Luftröhre gelangen und eine (stille) Aspiration verursachen

- **Speiseröhre:** dies betrifft die Speiseröhre; Es könnte sich um Lebensmittel handeln, die sich am Halsansatz oder in der Brust verfangen oder feststecken, sobald Sie mit dem Schlucken begonnen haben

Wenn in irgendeinem Stadium eine Dysphagie auftritt, suchen Sie sofort einen Arzt auf.

Anzeichen und Symptome einer Dysphagie

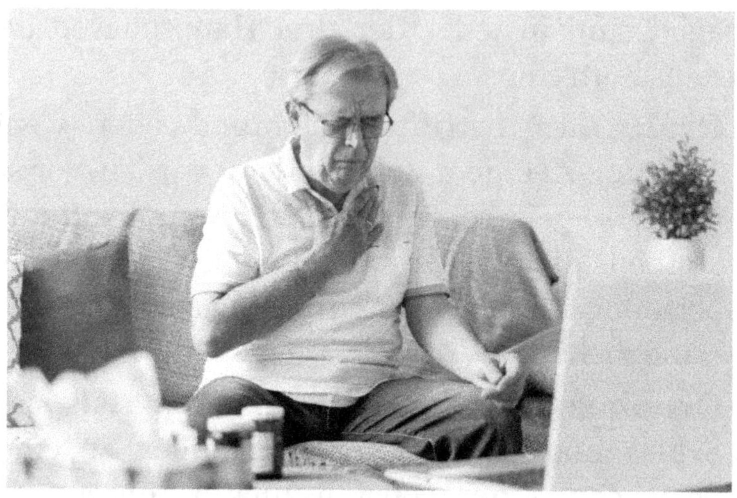

Manchmal sind Anzeichen einer Dysphagie möglicherweise nicht sofort erkennbar. Achten Sie dennoch auf folgende Warnzeichen bzw. Symptome:

- Husten oder Würgen beim Essen oder Trinken
- Schmerzen beim Schlucken
- Das Gefühl, als ob etwas im Hals stecken bleibt
- Unfähigkeit zu schlucken (in manchen Fällen ist es möglicherweise nicht sofort erkennbar)
- Seltenes Gurgeln beim Essen oder Trinken
- Aufstoßen (Nahrung, die aus dem Körper zurückkommt)
- Unkontrollierbares/zufälliges Sabbern
- Heisere Stimme beim Sprechen
- Unerwartetes Sodbrennen

- Unerklärlicher Gewichtsverlust

Beachten Sie, dass dies keine erschöpfende Liste der Anzeichen und Symptome ist. Wenn etwas nicht stimmt, benachrichtigen Sie unbedingt sofort das medizinische Fachpersonal.

Komplikationen und Implikationen

Wenn Sie oder jemand, der Ihnen am Herzen liegt, sich gerade von einem Schlaganfall erholt, führt das Gesundheitsteam eine gründliche Untersuchung der Fähigkeit durch, Nahrung und Flüssigkeiten zu schlucken. Abhängig von den Ergebnissen der Untersuchung wird möglicherweise ein Logopäde/Sprachtherapeut hinzugezogen oder ein HNO-Arzt (HNO-Arzt) konsultiert, um die nächsten Schritte im Behandlungsplan festzulegen.

Während das Risiko einer Dysphagie auch außerhalb des Krankenhaus Umfelds bestehen bleibt, insbesondere wenn Sie sich für eine Behandlung zu Hause entscheiden oder während der Genesung eine Verbesserung des allgemeinen Gesundheitszustands feststellen, ist die Wahrscheinlichkeit des Auftretens bei konsequenter Überwachung minimal. Wenn nicht dagegen vorgegangen wird, können die Folgen schwerwiegend sein, einschließlich der Gefahr des Erstickens oder der stillen Aspiration, was möglicherweise zu Komplikationen wie einer Lungenentzündung führen kann. Ein rechtzeitiges Eingreifen ist von entscheidender Bedeutung, um solche

Komplikationen zu verhindern und ein positives Ergebnis auf dem Genesungsweg sicherzustellen.

Wann ist eine Ernährungssonde erforderlich?

In Fällen, in denen die Dysphagie schwerwiegend ist und die Schluckfähigkeit beeinträchtigt, kann die Einführung einer Ernährungssonde erforderlich sein. Typischerweise wird eine perkutane endoskopische Gastrostomie (PEG) durchgeführt, um die Ernährungssonde einzuführen und so die direkte Zufuhr von Nährstoffen in den Magen zu ermöglichen.

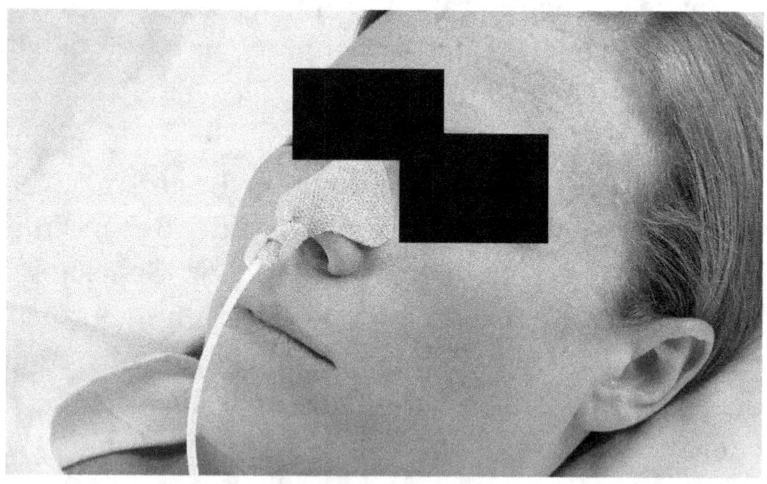

Beim PEG-Verfahren werden Endoskope verwendet, bei denen kleine Einschnitte gemacht werden, um das Einführen schlauchartiger Geräte in den Körper und den Magen zu erleichtern und die Ernährungssonde zu platzieren. Während des 20 bis 30-minütigen Eingriffs wird eine örtliche Betäubung verabreicht, um ein schmerzfreies Erlebnis zu gewährleisten. Ein Ernährungsberater steht zur Verfügung, um Sie bei der Verwendung der Ernährungssonde, auch G-Sonde genannt, über die Ernährungsaspekte zu beraten. Über den G-Schlauch, der etwa die Größe eines Kugelschreibers oder Bleistifts hat, wird eine spezielle Ernährung und Flüssigkeitszufuhr verabreicht. Es verfügt über einen äußeren Puffer an einem Ende, um ein weiteres Eindringen in den Magen zu verhindern, und eine Kappe oder ein Stopfen am anderen Ende, um das Austreten von Magenflüssigkeit auf die Haut oder Kleidung zu verhindern.

Während dieser Zeit werden die Ärzte Ratschläge zu den notwendigen Vorsichtsmaßnahmen und zu überwachenden Anzeichen geben und es ist wichtig, alle aufgetretenen Komplikationen mitzuteilen. Sobald sich der Zustand bessert, kann der Schlauch entfernt werden und die Person kann schließlich wieder normal essen und trinken. Es wird empfohlen, einen Arzt zu konsultieren, um Hinweise zu den Verfahren nach der Entfernung zu erhalten.

Für ältere Menschen und Personen mit Dysphagie kann eine sanfte Kost empfohlen werden. Hier sind 10 leicht schluckbare Rezepte, die für Personen mit Schluckbeschwerden oder Dysphagie geeignet sind.

Nasogastrische (NG) Ernährungssonde

Alternativ kann in bestimmten Situationen eine Magensonde (NG) empfohlen werden. Dieser Schlauch wird durch die Nase, den Rachen hinunter und in den Magen eingeführt. NG-Sonden werden üblicherweise für die kurzfristige Ernährung und Verabreichung von Medikamenten eingesetzt und üblicherweise für einen Zeitraum von bis zu sechs Wochen eingesetzt. Um die Stabilität dieser Rohre zu gewährleisten, sind regelmäßige Kontrollen notwendig.

Die Platzierung einer NG-Sonde kann Unbehagen oder leichte Schmerzen verursachen, der Eingriff ist jedoch im Vergleich zum PEG-Verfahren relativ kurz und weniger invasiv. Um den oberen Magen-Darm-Trakt zu betäuben und etwaige Beschwerden während des Einführt Vorgangs zu lindern, können Betäubungs-Pastillen verabreicht werden.

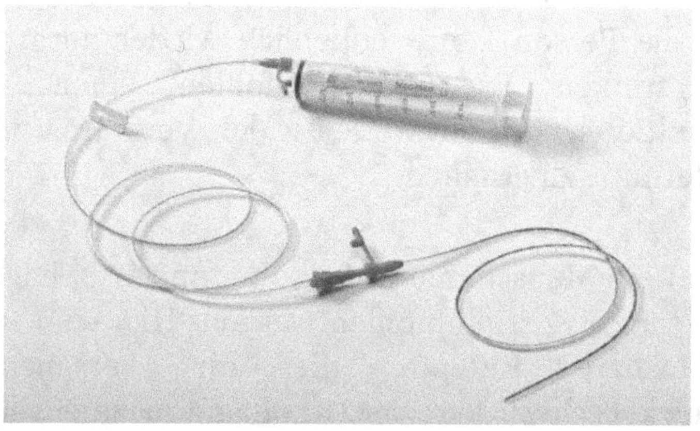

Wer behandelt Dysphagie?

Für eine wirksame Behandlung von Dysphagie ist in der Regel ein umfassendes und spezialisiertes Team medizinischer Fachkräfte unerlässlich. Wie bereits in früheren Abschnitten erwähnt, spielen diese Fachleute eine entscheidende Rolle:

- **Logopäden/Sprachtherapeuten/Schluckth erapeuten:** Diese Spezialisten helfen bei der Behandlung von Dysphagie und empfehlen Therapien zur Wiederherstellung der Fähigkeit, Nahrung und Getränke zu schlucken.

- **Ernährungsberater:** Bietet Hinweise zur empfohlenen Ernährung für den Genesungsprozess. In Fällen, in denen eine Ernährungssonde erforderlich ist, beraten Sie Sie zur Sondenernährung.

- **HNO-Arzt (HNO-Arzt):** Spezialisiert auf Komplikationen im Hals-, Nasen- und Ohrenbereich.

- **Gastroenterologe:** Spezialisiert auf die Diagnose und Behandlung von Erkrankungen des Verdauungssystems.

- **Neurologe:** Wird je nach Schwere des Schlaganfalls konsultiert, um anhaltende Komplikationen zu behandeln, die sich auf das Schlucken auswirken können.

Der Screening-Prozess

Das Dysphagie-Screening umfasst eine umfassende Beurteilung, um den Schluckvorgang zu beurteilen und den Ort der Dysphagie zu ermitteln. Es kann erforderlich sein, dass Einzelpersonen kleine Mengen verschiedener Nahrungsmittel oder Wasser schlucken, um ihre Fähigkeit, problemlos schlucken zu können, zu beurteilen. In manchen Fällen kann für die Röntgen Beobachtung das Schlucken fester Nahrung oder einer mit Barium überzogenen Pille erforderlich sein, um eine klare Sicht auf die Bewegung für eine genaue Beurteilung zu ermöglichen.

Zu den weiteren Screening-Verfahren, die zur Feststellung der Ursache einer Dysphagie eingesetzt werden könnten, gehören:

- **Endoskopie:** Dazu gehört die Einführung eines Endoskops in den Rachenraum, um den Zustand der Speiseröhre zu untersuchen, und möglicherweise auch die Entnahme von Proben für weitere Tests.

- **Faseroptische endoskopische Beurteilung des Schluckens (FEES):** Ähnlich wie bei der Endoskopie dient dieses Verfahren der Beobachtung des Schluckvorgangs.

- **Bild Scans:** CT- oder MRT-Scans können durchgeführt werden, um detaillierte Bilder des Rachens und der Speiseröhre zu erstellen.

TEr DYsphagie Behandlungsprozess

Die Behandlung einer Dysphagie richtet sich nach der Art und Ursache der Schluckbeschwerden. In milderen Fällen können Lernübungen wie bestimmte Schlucktechniken ausreichen, um das Problem zu lösen. Dies kann das Erlernen von Fähigkeiten wie die richtige Platzierung von Nahrungsmitteln im Mund oder die Anpassung der Körper- und Kopfpositionen zur Erleichterung des Schluckens umfassen. In manchen Fällen können erhebliche Änderungen der Essgewohnheiten erforderlich sein.

Weitere Behandlungsansätze sind:

- **Medikamente:** Wird zur Vorbeugung von saurem Reflux oder zur Behandlung von Speiseröhren, Krämpfen und anderen damit verbundenen Problemen verschrieben.

- **Erweiterung der Speiseröhre:** Dabei wird ein Endoskop mit einem speziellen Ballon verwendet, um die Speiseröhre sanft zu dehnen. Alternativ kann anstelle eines Ballons auch ein flexibler Schlauch verwendet werden.

- **OnabotulinumtoxinA-Injektionen:** Dabei wird eine Substanz gespritzt, die die Muskulatur am Ende der Speiseröhre entspannt. Es können wiederholte Injektionen erforderlich sein, die als vorübergehende Lösung dienen können.

- **Operation:** Nur für schwere Fälle, gefolgt von einer Sprach- und Schlucktherapie während des Genesungsprozesses. Bei chirurgischen Eingriffen kann ein Einschnitt erforderlich sein, um die Passage von Nahrungsmitteln und Getränken in den Magen zu erleichtern.

Bevor Sie sich einer Behandlung unterziehen, ist es wichtig, ein ausführliches Gespräch mit dem medizinischen Team zu führen. Bereiten Sie eine Liste mit Fragen vor, um ein umfassendes Verständnis der Auswirkungen der Behandlung auf Sie, die erwarteten Ergebnisse und andere relevante Details zu erhalten.

Der Wiederherstellungsprozess

Dysphagie ist in der Regel eine vorübergehende Erkrankung, und viele Menschen, die davon betroffen sind, stellen mit der Zeit Verbesserungen fest. Um den Genesungsprozess zu beschleunigen und die Stärkung der Schluckmuskulatur zu unterstützen, kann eine Schlaganfallrehabilitation empfohlen werden. Diese Rehabilitation könnte das Erlernen von Techniken wie gründliches Kauen von Nahrungsmitteln vor dem Schlucken, das Einnehmen einer aufrechten Haltung beim Essen und andere wohltuende Praktiken unter Anleitung eines Therapeuten umfassen.

Darüber hinaus können Ernährungsumstellungen erforderlich sein, z. B. die Zubereitung weicher oder pürierter Speisen, um das Schlucken zu erleichtern. Ein Ernährungsberater gibt Empfehlungen zur Auswahl von Nahrungsmitteln und Getränken, um eine ausreichende Nahrungsaufnahme sicherzustellen, und berät darüber, welche Lebensmittel vermieden werden sollten, um Komplikationen vorzubeugen. Beispielsweise können klebrige Lebensmittel aus der Ernährung gestrichen werden, da sie den Schluckvorgang erschweren können.

Hier sind zusätzliche Maßnahmen, die Sie ergreifen können, um den Genesungsprozess zu unterstützen:

- **Achten Sie auf Mundhygiene:** Sorgen Sie für eine gute Mund- und Zahngesundheit, um potentiellen Problemen durch Bakterien in Ihrem Mund vorzubeugen.

- **Essen und trinken Sie in gemütlichem Tempo:** Vermeiden Sie es, den Vorgang zu überstürzen, da dies zu schwerwiegenden Komplikationen führen kann, z. B. dazu, dass Essensreste im Hals stecken bleiben.

- **Bei Müdigkeit auf Essen und Trinken verzichten:** Wenn Sie sich schläfrig oder schwach fühlen, vermeiden Sie den Verzehr von Nahrungsmitteln oder Getränken, um zu verhindern, dass Gegenstände in Ihre Luftröhre gelangen.

- **Bitten Sie jemanden um Unterstützung:** Jemanden in Ihrer Nähe zu haben, kann Ihnen beim Essen und Trinken helfen und gleichzeitig Ihr Wohlbefinden im Auge behalten.

- **Klärung suchen:** Wenn Sie irgendwelche Unsicherheiten oder Bedenken haben, zögern Sie nicht, Ihren Therapeuten oder Arzt um Rat zu fragen.

Die Genesung wird einige Zeit in Anspruch nehmen und ist von Person zu Person unterschiedlich. Stellen Sie sicher, dass Sie jederzeit jemanden an Ihrer Seite haben und zögern Sie nicht, Ihre Sorgen offen mit ihm zu besprechen. Sprechen Sie bei Bedarf mit einem professionellen Berater, der Ihnen hilft, sich zu beruhigen. Sie müssen dies nicht alleine tun.

www.ingramcontent.com/pod-product-compliance
Lightning Source LLC
Chambersburg PA
CBHW071108260726
48661CB00006B/2528